AF400448

L'invisible

Récit-Témoignage
Marie Antonini

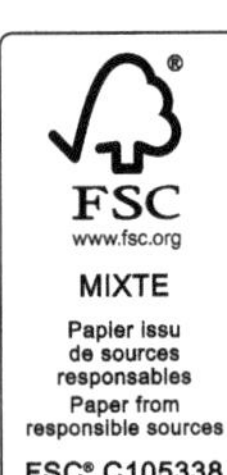

Édition : BoD – Books on Demand, info@bod.fr
Impression : BoD – Books on Demand, In de Tarpen 42, Norderstedt
(Allemagne)
Impression à la demande
ISBN : **978-2-3220-8133-2**
Dépôt légal : Février 2023

« Sois sage ô ma douleur
et tiens-toi plus tranquille... »

Baudelaire

Pour ceux qui connaissent la fibromyalgie
Pour ceux qui ne la connaissent pas,
Pour ceux qui en sont atteints,
Pour ceux qui souffrent, de ça ou d'autre chose

« Ma douleur, donne-moi la main ;
viens par ici... »

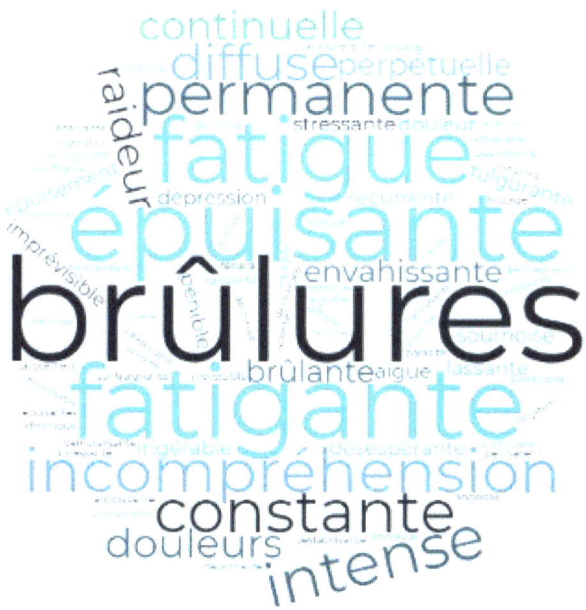
continuelle
diffuse perpétuelle
raideur permanente
fatigue stressante douleur
épuisement dépression fulgurante
imprévisible épuisante récurrente
brûlures envahissante
sournoise
brûlante aigue lassante
fatigante
ingérable désespérante
incompréhension
constante
douleurs intense

J'ai une fibromyalgie.

Et je ne suis pas la seule. 1,6 % de la population serait touché.

Mais qu'est-ce donc ?

Jusque dans les années 80, les spécialistes ont catégorisé sous le mot de **fibromyalgie** toutes les manifestations physiques et/ou psychiques incompréhensibles : il s'agit d'un terme fourre-tout, car il totalise énormément de symptômes selon l'individu.

Sur le Vidal, à Fibromyalgie, on peut lire :

« La fibromyalgie, également appelée *syndrome polyalgique idiopathique diffus*, est une maladie qui associe des signes physiques de types douloureux et des syndromes psychiques. »
Elle fut reconnue par l'OMS en 1992.

Certains médecins ont longtemps qualifié la fibromyalgie de maladie imaginaire, et ils parlaient même d'une affection de « bonne femme » !

J'ai décidé d'écrire ce que je connais de cette pathologie pour que les gens en apprennent plus par mon témoignage que par le Vidal ; pour témoigner en tant que patiente atteinte ; pour expliquer à mon entourage ainsi qu'à d'autres personnes s'intéressant à ce sujet, ce que fibromyalgie veut dire et, pourquoi pas, aider les personnes qui en souffrent.

Je ne prétends pas en savoir plus que quiconque, je vais juste raconter mon expérience, ce que je vis au quotidien.
Mais parler d'une maladie ne s'avère pas forcément facile, certes. Alors, autant le faire avec légèreté et un peu d'humour.

Jusqu'en 1995, je ne connaissais pas ce nom de « fibromyalgie », je crois même pouvoir affirmer que je n'avais jamais entendu ce mot.

À cette période, j'étais, et je suis encore, ce qu'on appelle une hyperactive. Je m'occupais de mes deux adolescents, je travaillais dans une crèche, j'étais responsable d'un atelier théâtre pour adultes dans lequel je jouais aussi, je faisais partie de plusieurs associations, j'étais déléguée des parents d'élèves, et jusqu'à peu avant, j'étais membre du conseil municipal de la ville.

Couture (faire le maximum de vêtements aux enfants et à moi-même), tricot, cuisine (ah non ! Surtout pas de plats tout préparés, la honte !), écriture, tenue des comptes et entretien de la maison s'ajoutaient à cette effervescence ; car oui, je voulais tout faire ! (oh, je n'ai pas changé !)

Des douleurs s'insinuaient régulièrement dans mon corps, surtout au niveau des jambes et des bras, mais je n'avais guère le temps d'y prêter attention. Il faut préciser que je ne suis pas douillette.

Une nuit, les sensations de brûlure furent si intenses dans les membres que j'ai dû me lever et rester à attendre que cela disparaisse. J'en parlai au médecin à l'occasion d'une visite, il me répondit : surmenage et tensions qui sont passagers. Soit ! Elles ne partaient cependant pas. Au contraire, elles s'amplifiaient.

Puis, petit à petit, en plus des douleurs diffuses dans tout le corps, il y eut cette fatigue insupportable. J'étais épuisée, d'autant plus que mes nuits étaient blanches, très blanches…

Fin des années 90, j'étais en déprime profonde. Je sentais que mon activité en crèche ne me convenait plus. Porter, cajoler, faire les changes, se baisser, se relever… J'étais harassée. Après un travail sur moi, je décidai de faire une formation de sophrologue. J'en avais envie depuis un moment, et je me lançai.

J'étais heureuse, ravie de fréquenter une académie Caycédienne. C'était une telle découverte, j'étais persuadée que cette technique allait non seulement m'aider, mais aussi me faire évoluer. Comme je pensais que les douleurs étaient juste dues au surmenage, je ne comprenais pas pourquoi elles persistaient. J'étais bien dans ma vie, ces études me convenaient. Je me sentis mieux pendant quelque temps, mais régulièrement les « brûlures » dans les muscles m'empoisonnaient l'existence. Je bougeais beaucoup : me rendre au boulot, aller à la formation, travailler les cours à la maison, m'occuper de la troupe de théâtre, apprendre un texte et être présente aux répétitions, préparer les représentations…

Les enfants grandissaient, adolescents, ils étaient au lycée, je suivais tant bien que mal leurs études.

Cela devint encore plus envahissant quand une sciatique se greffa sur le reste. Je traînais la jambe et je souffrais vraiment. Visite de spécialistes, de rebouteux, j'ai tout essayé ! Infiltrations, cortisone, anti-douleurs forts, rien n'y fit. Début des années 2000, le médecin se décida à m'envoyer à l'hôpital de Besançon.

On m'examina sous toutes les coutures, de bas en haut et de haut en bas. Je n'avais jamais vécu une investigation aussi complète ! Prises de sang, des dizaines de flacons ; IRM ; échographies ; radios ; ça n'arrêtait pas !

« On procède par élimination », me confia l'interne du service. On me fit mal, très mal, je passai une nuit blanche, bref, tout cela m'épuisa. Je percevais des bribes de conversations des spécialistes avec certains mots qui m'affolaient : Sclérose en plaques ; polyarthrite rhumatoïde…

Le deuxième jour en milieu d'après-midi, le médecin prononça pour la première fois « Fibromyalgie » ! Was ist das ?

Elle m'expliqua gentiment que l'on ne savait que peu de choses sur cette pathologie invalidante, qui pouvait, au demeurant, être différente d'une personne à l'autre. Que je devais me reposer, essayer de dormir (ah bon !) et que peut-être, au cours des années à venir, de nouveaux symptômes apparaîtraient qui confirmeraient le diagnostic…

En rentrant, je consultai internet (en 2001, il y avait des lacunes !) Et là, j'appris que peu de temps auparavant, des femmes ayant des signes similaires aux miens étaient cataloguées comme « hystériques ». Florence Nightingale aurait été la première fibromyalgique reconnue : « *Elle a souffert une grande partie de sa vie de cette maladie chronique, caractérisée par des douleurs diffuses et brûlures de la tête aux pieds avec un sentiment de fatigue profonde, sans lésion. Une condition pénible pouvant devenir invalidante.* » cf. Wikipédia.

Mon diplôme de sophrologue en poche, je décidai de me consacrer exclusivement à ma nouvelle activité. J'ai beau adorer les enfants, je devais passer à autre chose et laisser cris, câlins et surtout portages à mes jeunes collègues.

Je me régalais, j'étais là où je devais être ! Je m'inscrivis à une formation pour enseigner le hatha yoga, j'avais déjà pratiqué un peu auparavant et l'envie de partager cela était très forte. Là encore, je m'éclatai. Je me rendis compte que je faisais ce que j'avais toujours rêvé de faire : rencontrer les gens, les aider dans leur vie, leur apprendre à vivre mieux. Si ça fonctionnait pour moi, cela pouvait marcher pour les autres !
J'ai adoré mes élèves de sophrologie, mes nombreux groupes de yoga, les sourires des participants, leur gentillesse. Cela me permettait de mettre entre parenthèses les souffrances.

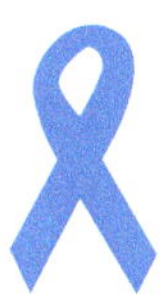

La provenance de cette affection est floue.

On dit que la fibromyalgie serait d'origine multifactorielle. On parle souvent d'antécédents fréquents de traumatismes psychologiques ou physiques ou parfois les deux (accident, deuil, violence, accouchement…).

La fibromyalgie n'est plus considérée comme une maladie psychosomatique, ce qui fut longtemps le cas, mais comme une douleur nociplastique (notion de douleurs chroniques) causée par des altérations de la nociception : « *la réaction des récepteurs sensitifs provoquée par des stimulus qui menacent l'intégrité de l'organisme* » cf. dictionnaire médical. C'est-à-dire du système de détection et de contrôle de la douleur.

Ce terme un peu bizarre désigne une souffrance qui résulte d'une altération de la nociception malgré l'absence d'évidence claire de lésion de tissu ou de menace de lésion causant l'activation des nocicepteurs. Pas d'atteinte visible, et pourtant, des douleurs violentes et invalidantes.

On parle beaucoup de stades d'évolution, ce qui n'est pas absolument une fatalité.

Au stade 1, de début de la maladie, les douleurs sont modérées, mais les nuits sont perturbées et la fatigue s'installe.

Au stade 2, les douleurs chroniques s'intensifient, la fatigue augmente, les migraines et les autres symptômes apparaissent comme l'hypersensibilité. Le moindre effleurement peut être douloureux.

Au stade 3, tous les symptômes sont amplifiés. Certains malades ne peuvent plus se déplacer, sinon en fauteuil roulant. Le quotidien devient difficile à supporter, c'est pourquoi il est nécessaire de se faire aider par un thérapeute.

Il n'y a pas de stade 4, car cela voudrait dire que la personne décède ; or, ce n'est pas une pathologie mortelle. Elle n'est pas non plus dégénérative. Les rémissions, périodes de calme dans de bonnes conditions peuvent parfois durer plusieurs mois.

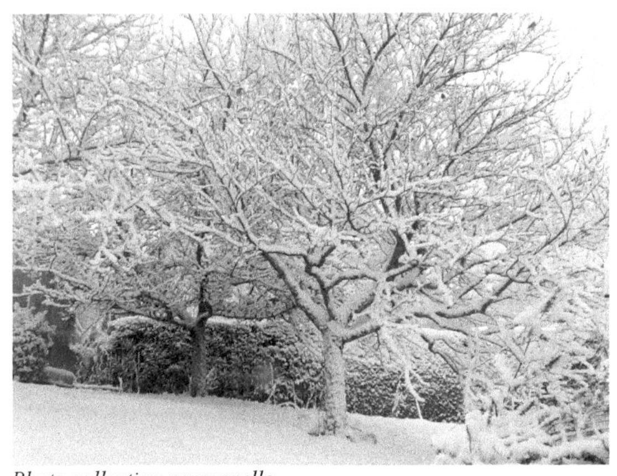

Photo collection personnelle

À la belle saison, en été, j'ai toujours beaucoup moins de douleurs, sauf si j'ai une grande contrariété.

Quand le temps est froid, humide, je souffre beaucoup et dors mal. Alors, autant dire que je n'apprécie pas les hivers longs, gris et glacés.
Dès le mois de novembre, je porte des mitaines, car le froid dans les mains provoque beaucoup de douleurs et de désagréments. Depuis plusieurs années, j'ai ajouté moult ponchos et châles enveloppants dans ma garde-robe.

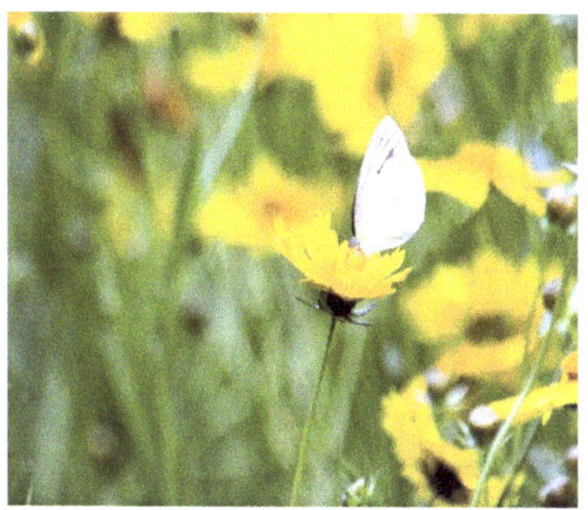

Pixabay Myungho

La vie c'est comme un jardin

« La vie c'est comme un jardin
Au début, un petit rien
Que l'on sème quand il fait beau
Et qui germe bien au chaud.

La vie, c'est comme un jardin
Faut la prendre à pleine main
Qu'il y ait des bas et des hauts
Quelle que soit la météo.

Chacun fait comme il peut dans son potager
Tantôt fertile, tantôt plein d'épines
Au bout du compte, on finit tous par manger
Les pissenlits par la racine ! »

Chanson des « Enfantastiques »

Juste parce que j'aime ce texte !

Bobos et autres symptômes

Il s'agit de douleurs chroniques. Scientifiquement, elles provoquent l'arrêt de la fabrication des neurotransmetteurs : noradrénaline, dopamine ou sérotonine. La disparition de ces neurotransmetteurs a pour conséquence de la fatigue et des insomnies.

Déjà que l'impression de se faire arracher les épaules est assez horrible, au cours des années, d'autres « inconvénients » sont apparus : les hanches, les genoux, les épaules !

Lors des randos que j'ai toujours adorées, je me rendis compte avec déplaisir qu'au bout de six à huit kilomètres sur terrains plats, et moins de quatre kilomètres en cas de pentes, mes hanches et mes genoux me faisaient mal, parfois à hurler. Comme une brûlure à vif, ou des coups de couteau dans les articulations. En général, je terminais la balade en serrant les dents, car le bonheur d'être en groupe et d'admirer un paysage était tout de même bien présent.

Comment expliquer aux proches, aux gens aimés que l'envie de randonner se trouve anéantie par les douleurs ?

Récemment, pendant une sortie avec des amis, la zone était accidentée et les escalades éprouvantes, je dus m'appuyer sur mon conjoint pour pouvoir finir la marche.
Montées, descentes, même combat : un supplice. De longues minutes de découragement et de larmes refoulées. Surtout, ne pas vouloir passer pour l'enquiquineuse de service !
Mais à l'arrivée, fière et heureuse d'avoir réussi, malgré tout !

J'ai parfois le sentiment d'être enfermée dans une cage trop petite pour moi…

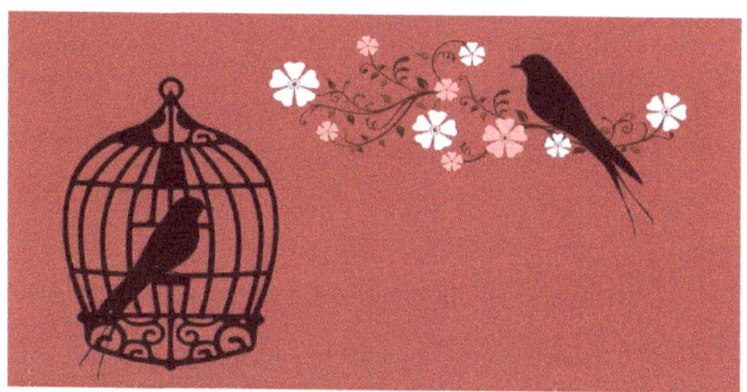

Pixabay Hundefan

J'adorais valser avec mon mari, et je ne dis rien du tango, paso doble, rock, et la joie de se trémousser sur la piste lors des fêtes…
Des souvenirs, car aujourd'hui au bout d'une série, mes jambes sont si sensibles que je manque les pas, au risque d'écrabouiller les pieds de mes partenaires. Mais c'est chouette aussi de regarder les autres danseurs, sauf si la musique est trop forte !

Après quelques années où le yoga et la sophrologie me permettaient de vivre correctement, de me déconcentrer de la douleur, « défocaliser, en sophrologie », je me mis à avoir des migraines. Puissantes, pire qu'une vague, un tsunami de souffrances avec vomissements et impossibilité de supporter le bruit et la lumière.

J'ai un peu tout essayé, méditation, café, huiles essentielles, massages, glaçon…
J'avoue que durant des années, j'eus recours à un petit comprimé magique à base de « triptan ». J'ai pris ces cachets pendant plus de douze ans. Mais à présent, mon médecin me l'a totalement déconseillé, il pourrait provoquer des AVC et autres complications graves.

Alors, j'essaie de les gérer, même si je ne
sais pas toujours ce qui les amène. Je peux
compter les rares semaines où je ne subis
pas une migraine, violente ou plus
acceptable. La dernière dura quatre jours…
Depuis une huitaine d'années, les migraines
ophtalmiques avec auras sont venues se
rajouter aux autres : ben, pourquoi pas !

L'insomnie :

Déjà que je n'ai jamais été une marmotte,
j'ai des nuits parfois spectaculaires. Au
début de la maladie, je me levais
systématiquement et j'allais vaquer à
travers la maison : ménage, repassage,
lecture, travaux de peinture, j'ai tout essayé.
Des activités tout de même silencieuses,
inutile de réveiller la maisonnée !
Je n'ai jamais pris de somnifère, seulement
des plantes et de la mélatonine. Attendre le
milieu de la nuit pour s'endormir et se
réveiller deux ou trois heures plus tard, il
faut avouer que c'est harassant. Se lever
après de dures nuits d'insomnies relève
parfois d'un tour de force tant je me sens
épuisée. J'ai remarqué qu'elles sont assez
cycliques, mais là non plus, je ne parviens
pas à en connaître l'origine.

L'hypersensibilité :

Aux odeurs, aux lumières et aux sons violents. C'est un véritable handicap. J'ai toujours apprécié d'aller aux concerts, aux spectacles, j'aime les fêtes, les soirées entre amis. Sauf que…

Je me rappelle un mariage dans la famille : les jeunes mariés, si beaux et si adorables, tout était magique ! Une fois tout le monde installé à sa place, la lumière s'est éteinte. Une musique brutale a fait trembler la salle, stroboscope et flashs de couleurs vives. Je me sentais mal, nauséeuse, et j'ai craint d'être obligée de sortir.
Heureusement, le son a baissé après quelques minutes. J'ai cette fragilité qui m'empêche d'aller à certains concerts… J'ai tenté les bouchons d'oreilles, mais il n'y a rien de magique, c'est assez déplaisant.

J'écoute très peu de musique à la maison. Ce qui me paraissait si agréable avant m'irrite et me fatigue. Le brouhaha du monde qui discute fort me met dans le même état. Quelqu'un qui siffle, un crissement involontaire, je ferme alors mes « écoutilles ».

Les gens ont l'impression que je suis dans la lune. C'est un peu ça, c'est mon brouillard cérébral ! J'ai le sentiment de vivre dans du coton, les Américains appellent ça : « *fibrofog* ».
Depuis quelque temps, le soleil me déclenche des migraines, je cache mes yeux sous une visière pour les laisser à l'ombre. Après tout, le look casquette n'est pas si mal !

Et puis, parlons des acouphènes : une des nombreuses joies venues s'intercaler au milieu des autres symptômes. J'entends un sifflement ou bourdonnement en permanence, c'est agaçant. Je demande à mon mari : « Quel est ce bruit ? Et lui répond : quel bruit ? »
Tout comme les douleurs à la mâchoire. L'articulation temporo-mandibulaire qui se déboîte, ça claque parfois, et même en mâchant bouche fermée, j'ai l'impression de faire du bruit, surtout avec les crudités croquantes ! C'est juste une perception, mais c'est très pénible et souvent douloureux, mâcher des aliments durs s'avère impossible.

Fragilité :

Eh oui, je suis devenue plus fragile, une grande fille comme moi ! Fragile de la peau, fragile des intestins avec le syndrome du côlon irritable, fragile avec le froid… Des crampes, des brûlures, des élancements, des allergies, des intolérances, des fausses routes, des fourmillements (*paresthésies*)… J'en passe et des meilleurs ! Une vraie « chochotte », c'est ce que j'aurais dit étant jeune !

La fatigue

Je me répète, mais cette fatigue chronique empoisonne le quotidien. J'aimais sortir le soir : théâtre, spectacles, fêtes entre amis… Je favorise les invitations en milieu de journée, je suis en meilleure forme, et j'accueille les convives plus longtemps !

Cette fatigue chronique est pénible. Appréhender les matins, déjà exténuée est la plus difficile des épreuves. La veille, je crachais des flammes, j'avais envie de tout entreprendre, et le lendemain, je suis une limace qui ne demanderait qu'à rester vautrée sur le fauteuil… une larve fainéante, c'est ce que je ressens. Ça me perturbe, car j'ai toujours beaucoup de projets !

Je me souviens avoir lu, il y a longtemps, le livre de Paul Lafargue : « Le droit à la paresse ». Cela me fait méditer… Lorsque j'étais écolière, une de mes institutrices avait écrit sur le cahier mensuel : élève paresseuse. J'en avais pleuré, je m'étais sentie nulle. Flemmarde ? D'après quels critères avait-elle émis ce jugement sur moi ? Sans doute est-ce pour cela que je suis devenue hyperactive !

Les mouvements :

Étant professeur de yoga, je conservais jusqu'alors une certaine souplesse, mais à présent, n'enseignant plus, et les années s'accumulant, je me rends bien compte que je l'ai perdue. Des crampes tenaces font leurs apparitions, en journée ou la nuit. Il y a néanmoins, des situations qui nous ont beaucoup amusé mon mari et moi :

J'étais dans un supermarché, je me baissais pour prendre deux kilos de sucre, rangés tout en bas, il me fut impossible de me redresser les bras chargés. Valeureux, mon homme m'a relevée, comme il le fait souvent lorsque je suis assise sur mes talons devant mes placards !

Longtemps, je me suis inquiétée : et si cette situation se produisait lorsque je suis seule ? Est-ce que je devrai rester accroupie au sol en attendant une aide secourable ? Et non, j'ai trouvé la parade, je fais comme les petits qui apprennent à marcher, ils passent de quatre pattes à la position debout. Je bascule sur l'appui des mains et le tour est joué ! Ah mais !!

Je continue de pratiquer le yoga une fois par semaine, je me rends compte avec chagrin que les postures sont éprouvantes, douloureuses, et de temps en temps, impossible à réaliser. Je fais ce que je peux en évitant de ruminer sur ma souplesse d'antan !

La sexualité :

Et puis, il faut bien en parler aussi de la sexualité !
Les douleurs et la gêne aux mouvements ne facilitent pas la libido, malheureusement !
Sur le dos ? Non, j'ai mal ! De côté ? Aïe, horrible !

Ne mets pas ta main sur ma cuisse, c'est insupportable ! Ne serre pas mon bras. Attends, je change de position… Non, finalement, c'est pire !
 Bref, il y a des jours où le plus simple est de fermer les yeux, de laisser la tête sur l'oreiller et d'essayer de dormir !

Les cœurs d'Agathe

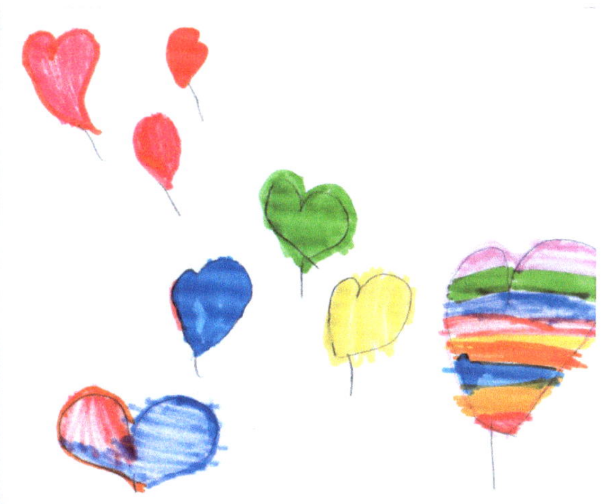

Les traitements

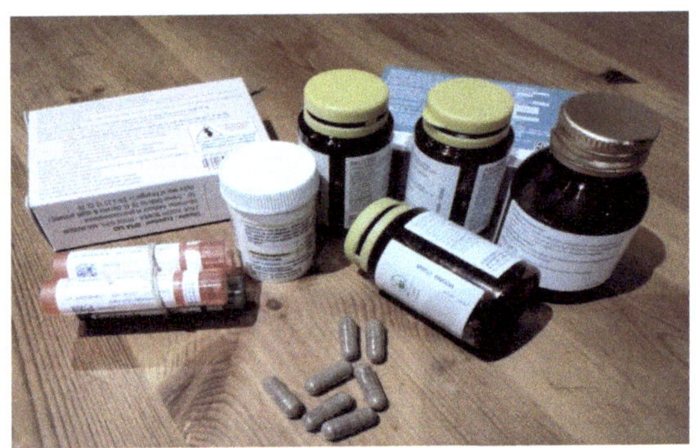

Photo collection personnelle

En fait, je crois qu'il n'y en a pas !
La plupart du temps, le médecin prescrira
des antidouleurs et des antidépresseurs…

Je n'en ai jamais pris, et pour cause, je ne
suis pas dépressive ! Vous avaleriez des
médicaments pour quelque chose que vous
n'avez pas ? Non ! Moi non plus. Mais,
après avoir quêté des renseignements ici et
là, je ne suis plus aussi catégorique, je
parlerai de cela plus loin.

Les antidouleurs ou anti-inflammatoires,
j'avoue que si cela devient trop épuisant, je
plonge la main dans la boîte
d'« ibuprofène » ou de « doliprane ». Mais

la plupart du temps, je tente de m'en passer. Au début, on me prescrivait des antidouleurs très forts… Puis, connaissant les complications de ces médicaments, j'ai arrêté.

Dans les années 2000, je suis allée voir des kinésithérapeutes. Les médecins me préconisaient des séances de balnéothérapie et des massages.

Ah, je vais faire ma mauvaise langue !

J'ai essayé plusieurs cabinets de la région. Chaque fois, je fus très déçue par une prestation qui n'en était pas une.
Je m'explique : le spécialiste me recevait aimablement, lisait l'ordonnance, puis m'indiquait la piscine et les cabines pour se changer. Je me mettais en maillot de bain, passais sous la douche. Déjà l'odeur de chlore et de désinfectant m'écœurait un peu, mais je n'allais pas faire ma mauviette.

L'homme en blouse blanche revenait, je descendais dans la flotte. En général, la température était plutôt agréable, sauf une fois où j'ai claqué des dents dans l'eau et en sortant… Le kiné appuyait sur divers boutons censés propulser l'eau sur mes douleurs. Certains thérapeutes me montraient brièvement de petits exercices de marche et de battements de bras, puis ils partaient pour aller brancher une machine dans une salle attenante où un pauvre bougre compterait jusqu'à dix pour faire sagement (et méticuleusement) ses entraînements. Des massages ? Point !

D'un endroit à l'autre : même topo. On me faisait découvrir le lieu, quelques mouvements et le praticien retournait à ses jeux vidéo. Du vécu !
Pour ne pas paraître médisante, un seul de ces professionnels avait été consciencieux, mais c'était un ami !

C'est lors d'un de ces barbotages que je me suis retrouvée au milieu de cinq femmes échangeant à voix haute entre elles. Elles se plaignaient beaucoup et je captai quelques bribes de discussion. « J'ai de plus en plus de douleurs, je ne peux plus monter l'escalier, et porter les casseroles devient mission impossible… » Mentalement, je validai, j'en suis là parfois aussi.

L'une d'elles se tourna vers moi et me demanda ce qui m'amenait en kiné. Je répondis :
— Fibromyalgie !
— Alors, elle ne doit pas être bien forte, répliqua-t-elle.
Ses copines opinèrent de la tête en chœur.
Il est vrai que j'étais descendue dans le bassin sans me cramponner à la rampe et j'avais scrupuleusement reproduit les moulinets jambes et bras que l'on m'avait recommandés.

À l'époque, j'étais sophrologue et prof de yoga, je tentai donc d'axer la conversation sur mes activités, tout en mettant ma nuque sous le col de cygne. Ça, j'adorais ! Mais je sentais bien que mes arguments faisaient un flop et que je n'étais pas crédible.

Une amie médecin me confia que certaines personnes ont un grand besoin de reconnaissance, elles ne sont plus elles, elles sont fibromyalgiques. Et puis, c'est une maladie invisible, c'est une vicieuse, on ne voit pas les handicaps qu'elle provoque. Chacun de nous perçoit la douleur d'une manière différente.

J'ai eu de la chance, j'ai bénéficié, jusqu'à la retraite, d'un parfait entretien physique et mental. Le yoga, par ses postures et la respiration fut toujours une aide parfaite et même si lors de certaines séances je grimaçais de douleurs ou ne pouvais pas exercer, j'en tirais le maximum de bien-être. Idem avec la sophrologie.

Maintenant, je pratique beaucoup moins le yoga, heureusement, car il m'arrivait d'en faire jusqu'à 10 heures par semaine. C'était un peu beaucoup !

La sophrologie, en revanche, ne me quitte jamais. Nuit et jour, respiration, détente, visualisation positive, c'est mon outil-atout.

Je pense que le meilleur traitement est le mouvement. Certes, je suis moins souple, moins vive, mais je continue de bouger. Marcher vite ou lentement selon sa forme, monter et descendre les escaliers, se baisser, se relever, bref, tous les gestes de la vie quotidienne sont bénéfiques à l'entretien physique.

La marche !

Se déplacer dans la nature est, à mon sens, la thérapie « number one ». Respirer au milieu des arbres, de la verdure, humer à pleins poumons les parfums de fleurs, d'herbe séchée, écouter les chants d'oiseaux, les bourdonnements des insectes, accueillir la chaleur du soleil sur son visage et le corps en été ou le vent froid en hiver, voici de quoi éprouver du bien-être pour la journée !

J'ai une amie fibromyalgique qui ne se sent bien qu'au cœur de la forêt en compagnie des arbres, comme je la comprends !
Je dis souvent à mon mari : « Si je ne bouge pas, j'ai mal. Si je bouge, j'ai mal, alors, autant bouger ! »

En ce qui concerne les insomnies, voici le moment de vous parler de mon chalet. J'en possède un… imaginaire ! Il est niché dans un creux de végétation, forêt séculaire à l'arrière, ruisseau bruissant habité de grenouilles sur le côté, terrasse au sud donnant sur une vallée verdoyante et luxuriante. Mon cabanon refuge est simple, en bois, évidemment.

À l'intérieur, après une entrée minuscule, on trouve une large pièce avec un salon et une cheminée crépitante en hiver. Une cuisine rustique, une table suffisamment grande pour y accueillir ceux que j'ai envie d'inviter. Au fond, deux chambres et une salle de bain achèvent l'aménagement. Du bois doré partout.

Je me réfugie régulièrement dans ce havre apaisant lors de mes nuits blanches. Je parcours la forêt, j'admire le paysage, mais, si j'ai froid, je reste pelotonnée devant le foyer. J'ai trouvé celui-ci qui pourrait presque le représenter !

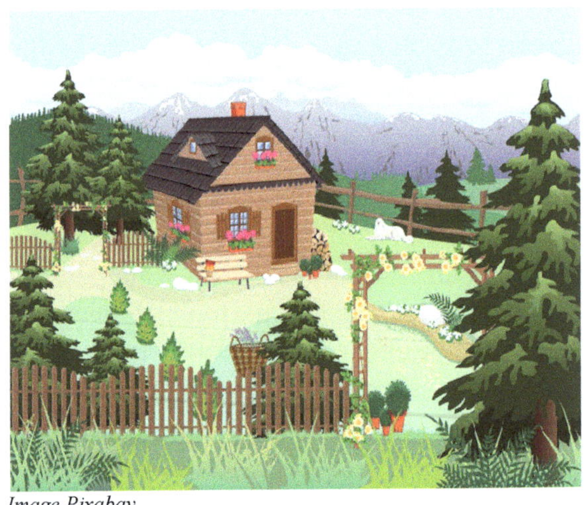

Image Pixabay

Pendant longtemps, mon image refuge était une plage du Sud. Calme, sereine, la mer se balançait dans un clapotis doux et parfumé. Cette photo m'apaisait, je calais mon souffle sur le mouvement des ondes. Puis elle a totalement disparu, au profit de ce paysage.

Souvent, je fais un petit tour devant ma cheminée. Et lovée sur le canapé écossais, je tente de m'endormir !

Je bouquinais parfois au milieu de la nuit, mais cela m'arrive de plus en plus rarement. Pendant les insomnies, je me tourne sur le dos, me concentre sur ma respiration en détendant les zones contractées, je file au chalet ou je marche à travers la campagne environnante.
Ce qui n'empêche pas, au réveil et si j'ai dormi, de me coltiner la réalité :

Oui, maintenir un livre ouvert en équilibre au lit ou dans un fauteuil est difficile, voire mission impossible. Oui, soulever la poêle ou la casserole fait mal. Oui, se hisser dans une voiture ou sur un escabeau devient une performance. Oui, éplucher les légumes crée des douleurs aux mains, aux bras et au dos, le moindre geste du quotidien est une souffrance. Mais ce sont des exploits à renouveler chaque jour pour garder force et mobilité, les réaliser avec le sourire et la pleine satisfaction d'avoir réussi !

Revoilà le moment où je parle des antidépresseurs. J'ai appris il y a peu que ces traitements étaient importants aux personnes sujettes aux douleurs chroniques pour faire remonter le taux de sérotonine. Il existe aussi des compléments alimentaires à demander au médecin : ce sont des précurseurs de la sérotonine. Pas les médecins, les compléments alimentaires !.

Pour calmer la souffrance, si elle devient insupportable, je prends des anti-inflammatoires naturels, genre curcuma. Le mieux est de se confier à son médecin ou à un naturopathe. Il ne faut pas faire n'importe quoi !

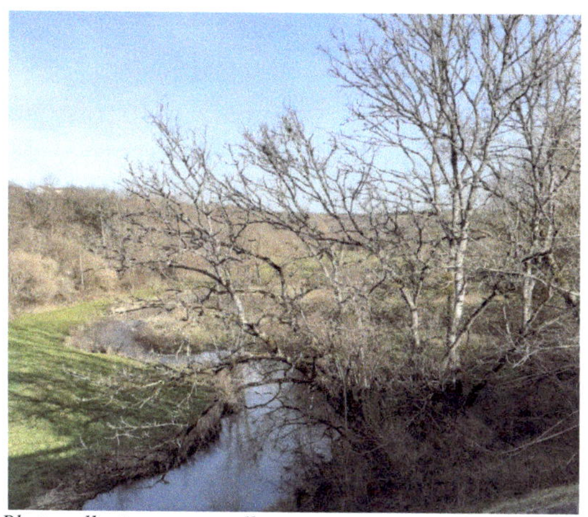

Photo collection personnelle

Durant plusieurs années je suis allée en cure. On trouve de plus en plus de centres thermaux spécialisés dans la fibromyalgie. Cela me faisait beaucoup de bien et me permettait de passer un hiver à peu près correct. Hammam, enveloppements de boue, douches sous affusion, etc. Tous ces soins aidaient à bien supporter la saison froide suivante. Vivre une matinée à se faire chouchouter du lundi au vendredi, c'est merveilleux, même si la dernière semaine est éprouvante, car plus les jours s'écoulent, plus on est éreinté !

L'alimentation

Lors d'un examen médical, je parlai au spécialiste, de l'acidité du corps, de l'acidité dans les muscles. J'appris qu'en raison de leur grande richesse en protéines, les viandes et les poissons sont des nourritures très acidifiantes ainsi que les produits laitiers et les mauvais sucres. Par mauvais sucres, j'entends les sucres raffinés, le saccharose des bonbons, sucre blanc, sucres des produits industriels.

Je décidai de ne plus en consommer de sorte d'éviter le plus possible d'acidifier mes muscles et articulations. Je suis végétarienne depuis quinze ans et je ne m'en porte pas plus mal !

De même, je favorise les aliments allégés en gluten afin de limiter l'inflammation des intestins.
Je suis attentive à ma nourriture et ayant à présent le temps de cuisiner, je privilégie les légumes frais et bio ainsi que les bons produits. Quelques céréales et légumineuses pour maintenir un apport de protéines, un œuf de temps en temps. Ce qui n'exclut pas une raclette de temps à autre avec les amis,

quel bonheur de partager un plat aussi convivial ! Dans ce cas, je priorise les aliments végétaux les jours suivants, car les douleurs s'intensifient avec les produits laitiers.

Après de petits excès au cours d'une soirée, un peu de champagne, un peu de vin, de la pâtisserie… je me lève le lendemain matin dans la peau de « Robocop » ! Je suis raide de la tête aux pieds, prise dans un carcan, telle une statue de marbre et pas un centimètre carré sans douleur.
Alors, la solution serait-elle de ne pas fêter ni les amis, ni Noël ou autre moment joyeux ? Non, évidemment ! Il convient de corriger le tir les jours suivants de manière à évacuer les toxines et l'acidité qui se baladent dans les muscles et les articulations.

C'est déjà suffisamment compliqué d'expliquer à l'entourage que je ne mange pas de viande ni de poisson, si je dois en plus leur demander de cuisiner spécialement pour moi, ils éviteront de me fréquenter !! Je dois aussi leur signaler mes allergies récentes aux noix et au melon !

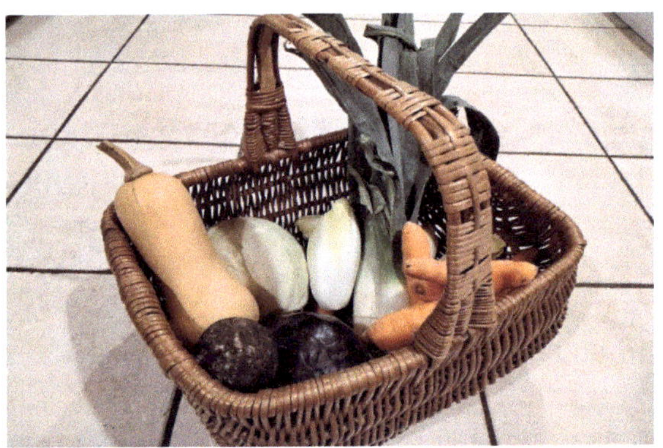

Photo collection personnelle

Le régime que je suis est totalement personnel, je ne donne aucun conseil en matière de nutrition, le mieux est de consulter les spécialistes concernés. Ce qui me convient n'ira pas forcément à une autre personne, cela n'engage que moi !

En matière de prise en charge, je me dois néanmoins de conseiller les visites chez un naturopathe, un acupuncteur, un homéopathe, un ostéopathe, un réflexologue, tenter la médecine chinoise, la sophrologie, l'hypnose, tout cela peut aider à supporter la maladie !

Je ne résiste pas au plaisir de vous donner la recette du lait d'or. C'est une boisson traditionnelle à base de curcuma, typiquement yogique issue de l'ayurveda, la médecine indienne. Mes douleurs sont très atténuées grâce à cette racine, alors voici un breuvage délicieux et efficace !

Tout d'abord, préparez la « pâte de soleil », déjà le nom donne envie de la cuisiner ! :

Dans une casserole, mélangez

> 30 g de curcuma
> 1 cuillère à soupe d'huile de coco
> 1 cuillère à café rase de poivre noir
> 1/2 cuillère à café de gingembre
> 1/2 cuillère à café de cannelle
> 1/2 verre d'eau

Chauffez doucement sur le feu en mélangeant sans faire bouillir. Vous obtenez la pâte de soleil.

Pour faire votre lait d'or :
Prélevez 1/2 cuillère à café de pâte que vous mélangez à 250 ml de lait végétal, froid ou chaud : (amande, coco, noisette…) auquel vous ajoutez du miel selon votre convenance (ou du sirop d'agave, ou du sirop d'érable).

Le lait d'or a une action :
Antiseptique ; antioxydant ; analgésique ; anti-inflammatoire ; renforce l'immunité ; purifie la peau ; régule le métabolisme ; bon pour le foie il aide à la digestion.

Et puis, il y a l'écriture. Raconter des histoires, créer des situations, parler de gens ! Des drôles, des moches, des sympathiques…
Écrire, c'est réfléchir sur sa vie, s'inviter chez des personnes fictives et vivre des aventures incroyables… J'ai ce besoin de m'installer devant l'ordinateur et de laisser errer mes pensées, puis de les concrétiser !

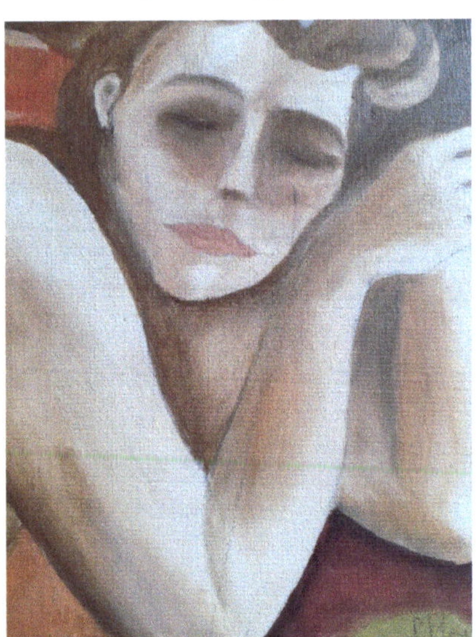

Photo collection personnelle. Tableau de Michel Roux

La crise

Comme beaucoup de pathologies, la fibromyalgie arrive par crises. Une vague qui déferle sur le sable et on ne peut échapper à la douleur.

Ce qui la provoque ? Un stress, une période d'insomnie, une mauvaise nouvelle, une contrariété, le froid parfois aussi… Et c'est reparti pour une semaine de bobos. C'est le serpent qui se mord la queue : j'ai mal, je ne dors pas ; je ne dors pas, j'ai encore plus mal, et j'attrape une migraine : parce que je manque de sommeil !

Mais on ne meurt pas d'une fibromyalgie, c'est juste une maladie qui fait souffrir. Cependant, d'après certaines statistiques, il apparaîtrait que l'on dénombre plus de suicides chez les personnes avec cette pathologie. Et je voulais préciser que si elle touche principalement des femmes, les hommes et les adolescents peuvent eux aussi être atteints.

Je me souviens que lorsque l'on m'avait diagnostiqué la fibromyalgie, ma mère, curieuse d'en connaître les symptômes, m'avait confié que sa propre mère (ma grand-mère) avait souffert toute sa vie des mêmes douleurs et que les médecins lui disaient que c'était psychique ! Ma grand-mère, pliée en deux parlait de rhumatismes…

Je ne peux pas terminer ce livre sans parler de Violette Duval. C'est une jeune athlète fibromyalgique qui a décidé, il y a trois ans, de parcourir la France à pied, en compagnie d'une poussette (Huguette) dans laquelle elle range sa tente et ses bagages (parce que non, on ne peut pas porter de sac à dos !) C'était une jeune basketteuse et sa carrière s'est interrompue à cause de la maladie.

Elle a marché 7700 km en trois ans pour faire connaître la fibromyalgie.

Son livre : « Bornes to walk » est paru cette année aux éditions Hugo-doc.

linktr.ee/violette.duval

https://www.facebook.com/violetteduvalph otography/

Des hommes et des femmes porteurs de cette maladie, j'en ai rencontré, dans ma vie, dans mes groupes de sophrologie et de yoga, tous avec parfois le même découragement dans le regard, mais avec l'envie de vivre le plus normalement possible !

Des artistes connus sont touchés aussi par la « Fibro » : Lady Gaga, Morgan Freeman, Tobey Maguire, Chris Marques et sans doute bien d'autres !

Alors, comme me disait un ami :

« Le matin, je pose un pied au sol : ça tient ! Je pose le deuxième, ça tient toujours ! C'est reparti pour une journée ! »

Et après tout, je peux encore danser, courir, sauter, faire du sport...dans ma TÊTE !

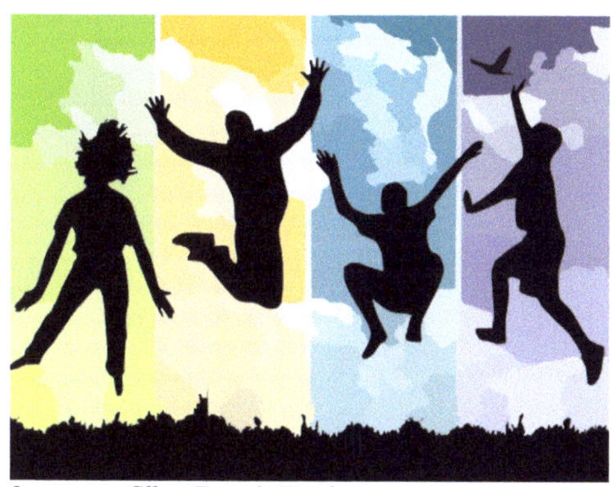

Image par Clker-Free de Pixabay

Merci à…

Nathalie Faure Lombardot pour son travail de mise en page.

Mon papa, Michel Roux, pour les tableaux qu'il nous a laissé.

Au site Pixabay et à ses artistes, pour les dessins.

Mes correctrices préférées : Patricia, Colette, Brigitte et Nathalie.

Agathe, qui met des petits cœurs dans notre vie !

Ceux que j'aime et qui me supportent au quotidien…

Marie Antonini Auteure :
mariemaya.antonini@gmail.com

<u>Ouvrages pour adultes de l'auteure</u> :

Enfances	nouvelles
Singularités	nouvelles
Singularités, encore !	Nouvelles, à paraître 2023
Dessiner des nuages	roman
Une valse à trois temps	roman

<u>Albums enfants</u>

Petit sapin	album de Noël
Séraphin le lutin	album de Noël
Léontine et l'orage	album

<u>Pièces de théâtre enfants, adolescents, adultes</u> :

Le proscenium	
La théâtrothèque	ou sur demande

https://sites.google.com/view/marie-antonini-auteure/accueil: